RICORD

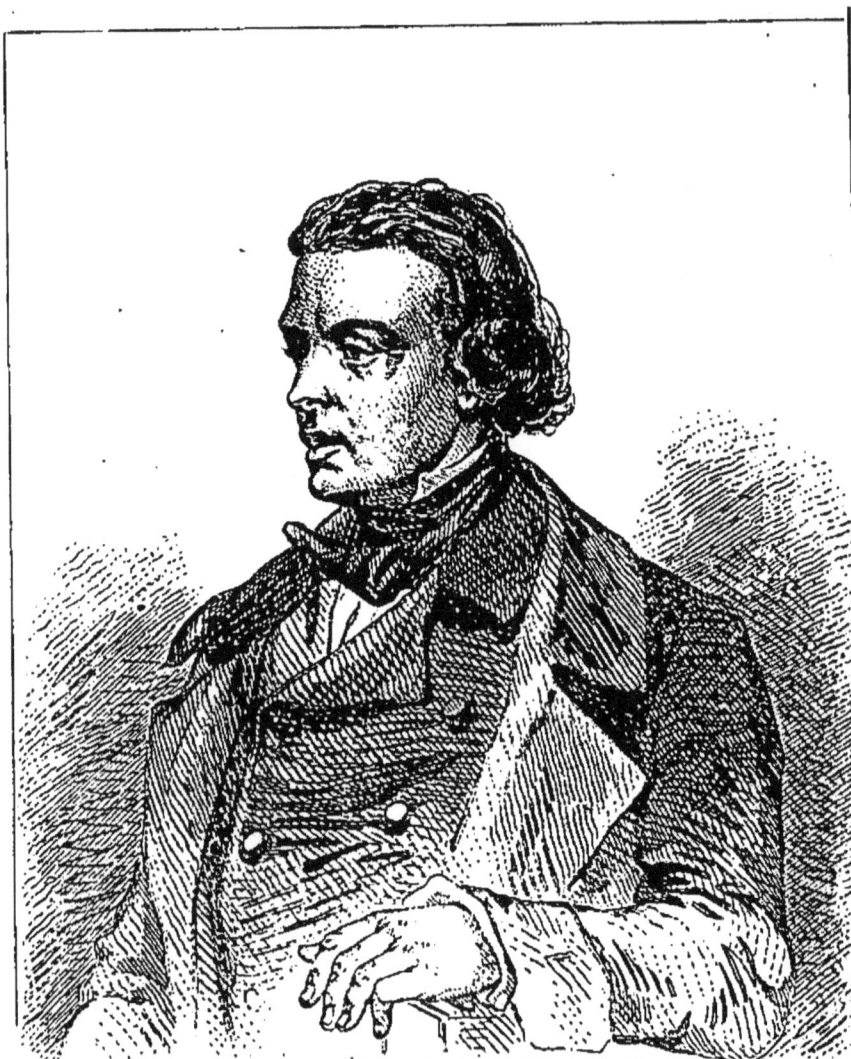

Carny, del et sc.

Imp. de Mangeon, 67, r. S.¹ Jacq. Paris

RICORD

Publié par G. HAVARD.

LÊS CONTEMPORAINS

RICORD

PAR

EUGÈNE DE MIRECOURT

PARIS — 1858

CHEZ L'AUTEUR
48, rue des Marais Saint-Martin

**Et chez tous les Libraires de France
et de l'Étranger**

L'auteur et l'éditeur se réservent le droit de traduction
et de reproduction à l'étranger.

RICORD.

La famille de Philippe Ricord est origi-
naire de cette ville du Midi qui a eu l'honneur d'inspirer au cardinal de Richelieu
le fameux calembour en action, que tous
les mémoires du siècle de Louis XIII offrent comme le modèle du genre,

Nous ne savons plus quel abbé sans bé-
néfice lut un soir à Son Eminence une
paraphrase latine du *Benedicite*, si remar-
quablement faite, que le ministre lui ac-
corda sur-le-champ l'évêché de Grasse.

Le grand-père du héros de ce livre était
un médecin distingué de l'hôpital de Marseille, et l'héritage de son talent se trans-
mit à ses petits-fils, en sautant par dessus
une génération, car le père de Philippe
avait pris en haine Hippocrate et Galien.
Jamais on ne put l'amener à cultiver la
science médicale.

Il préféra le commerce.

En 1785 on le citait au nombre des plus

riches négociants marseillais. Bientôt il devint le premier armateur de la Compagnie des Indes orientales et occidentales.

Mais la révolution survint et le ruina de fond en comble.

Dans l'espérance de rétablir sa fortune, il quitta la cité phocéenne et fit voile vers les États-Unis, où la république naissante grandissait au milieu d'un large développement commercial, tandis que l'Angleterre, oubliant presque son génie industriel, épuisait son or et son sang à vouloir comprimer l'éruption du volcan révolutionnaire.

L'émigré se fixa à Baltimore, une des places maritimes les plus considérables du Maryland.

Ce fut dans cette ville que naquit son fils Philippe, le 10 décembre 1800.

L'éducation de l'enfant fut confiée à un de ses frères, plus âgé que lui et nommé Jean-Baptiste. Ce dernier suivait déjà la noble carrière de son aïeul. Il avait pris le diplôme de docteur en médecine à la Faculté de New-York, et devait plus tard acquérir de la notoriété comme savant naturaliste et comme philologue érudit [1].

Sous un pareil maître, les sciences naturelles devaient occuper une grande place dans les études de Philippe Ricord.

---

1. Jean-Baptiste Ricord est auteur d'une grammaire anglaise qui est longtemps restée classique dans les établissements d'instruction du Nouveau-Monde. Il a publié un volume intitulé : *Histoire et recherches expérimentales sur les plantes vénéneuses des Antilles.*

Cependant, à cette époque, rien chez lui ne faisait présager une aptitude à la profession médicale. Il était enjoué, vif, ardent au plaisir : penchants aimables, sans doute, mais qui n'indiquaient pas l'ombre de vocation pour un état où la gravité semble aussi nécessaire que la science.

On l'aurait cru destiné à la vie folàtre ou à l'aventureuse existence du soldat, plutôt qu'aux habitudes austères du savant et du médecin.

Cet enfant rieur était doué d'un esprit ingénieux et d'une intelligence précoce.

Un autre de ses frères, également son aîné, partageait ses études et se préparait aussi à suivre la carrière de la médecine,

où plus tard, sans s'élever à la hauteur de
son cadet, il arriva néanmoins à tenir un
rang distingué[1].

Nos trois frères, également passionnés
pour l'histoire naturelle, avaient aussi le
même entraînement vers l'observation im-
médiate et directe.

Au lieu de puiser dans de gros livres
contradictoires une science problématique,
ils prirent le parti de former une caravane
d'exploration dont le commandement
échut de droit à l'aîné.

Les voilà partis.

1. M. Alexandre Ricord est membre correspon-
dant de l'Académie impériale de Médecine.

Tour à tour ils visitent le Canada, les États de l'Union et l'archipel columbien, récoltant un véritable trésor de botanique et de zoologie, sans parler d'une foule de connaissances précieuses dont ils enrichissaient en même temps leur esprit.

Ces excursions scientifiques ne servirent pas seulement à l'instruction des frères Ricord, elles décidèrent tout à coup de l'avenir des deux cadets.

Un naturaliste de grand mérite, Lesueur, compagnon de voyage du capitaine Duperrey, qui avait fait le tour du monde, explorait les mêmes pays en même temps qu'eux et dans le même but.

Le hasard les mit en présence, et la similitude des travaux, jointe au souvenir de la mère-patrie, les lia d'une étroite amitié.

Vers la même époque, Hyde de Neuville, ambassadeur de France, fut chargé de collectionner plusieurs objets d'histoire naturelle qui manquaient au muséum de Paris.

Il crut devoir s'en remettre de ce soin au compagnon de voyage de Duperrey.

Lesueur pria les frères Ricord de le seconder dans ses recherches, et les présenta tous les trois à Hyde de Neuville, qui agréa leurs services, au nom de la France, et leur promit sa protection.

Cette promesse ne fut pas illusoire.

Alexandre et Philippe Ricord, toutes les recherches terminées, furent choisis par l'ambassadeur pour apporter à Paris la collection d'animaux et de plantes demandée par le muséum.

On était en 1820.

Les deux jeunes gens mirent à la voile, emportant pour toute fortune leur bagage scientifique, avec une lettre de recommandation de l'ambassadeur pour Cuvier.

Depuis un an, Philippe Ricord avait commencé ses études médicales à Philadelphie, sous la direction du docteur Rousseau, partisan chaleureux des doctrines de Broussais, et qui, dans ses ouvrages, s'obstinait, comme le maître, à nier l'existence du virus syphilitique.

Rousseau bannissait entièrement la médication mercurielle.

S'il eût prévu la révolution que devait un jour accomplir son élève dans le système, il ne lui eût peut-être pas souhaité d'aussi bon cœur le gloire et la fortune, au moment où il le vit s'embarquer pour l'Europe.

Hyde de Neuville, délicat protecteur des frères Ricord, avait recommandé fortement qu'on les nommât conservateurs du petit cabinet d'histoire naturelle qu'ils avaient recueilli en Amérique.

Cette place partagée était presque une sinécure.

Elle comportait des émoluments passables ; mais comme le partage s'étendait à ces mêmes émoluments, Philippe manquait de ressources suffisantes pour achever ses études médicales, fort dispendieuses en France, ainsi que chacun le sait.

Le jeune homme avait foi dans son avenir, et cette foi était aussi robuste que sa bourse était légère.

Il essaya de mettre à profit ce qu'il savait pour augmenter un peu ses finances.

Versé dans la langue anglaise, il trouva moyen d'enseigner cette langue dans plu-

sieurs pensionnats du quartier latin ; puis
il se mit à traduire quelques ouvrages anglais sur l'histoire naturelle pour le *Ma-
gasin encyclopédique* de Férussac.

Un autre capital, non moins précieux
que le numéraire pour la jeunesse stu-
dieuse, manquait aussi à Philippe.

C'était le temps.

Il sut en emprunter au sommeil qui, à
l'âge où il était alors, a de si impérieuses
exigences.

En premier lieu le sommeil refusa de se
prêter à cette détermination héroïque ;
mais il fut obligé de céder devant les
moyens que le jeune homme mettait en
œuvre pour le combattre. Grâce à un ré-

gime soutenu, notre jeune étudiant parvint
à ne dormir que cinq heures sur vingt-
quatre, tout en se maintenant dans un état
de santé parfaite.

Malgré tant d'efforts et malgré la vo-
lonté bien énergique de parvenir, il ne
voyait pas s'améliorer sa position financière.

Hyde de Neuville, de retour à Paris, lui
proposa la place de voyageur-naturaliste
attaché à l'ambassade; mais il ne crut pas
devoir accepter cette offre qui l'eût con-
traint de renoncer à la carrière médicale.

Il avait dans Cuvier un second protecteur.

Cuvier lui conseilla d'entrer comme élève

2

chirurgien à l'hôpital militaire du Val-de-
Grâce, où Broussais et la saignée, l'un
prêchant l'autre, brillaient de toute leur
gloire.

Mais, comme si le destin eût voulu éloi-
gner de Broussais un homme qui devait un
jour battre en brèche sa doctrine et en
prouver l'insuffisance, Ricord ne demeura
que trois semaines au Val-de-Grâce et fut
admis en qualité d'élève externe dans le
service de Dupuytren à l'Hôtel-Dieu.

Huit mois après, il obtint au concours
sa nomination à l'internat.

Le maître avait déjà pu apprécier les re-
marquables facultés de son élève, lorsqu'une innocente plaisanterie de Philippe

vint jeter entre eux les premiers germes de mésintelligence.

Dupuytren faisait un jour à sa clinique l'histoire d'un malade mort à la suite d'un *delirium tremens.*

— Je ne le trouve pas *très-mince* dit Ricord à demi-voix, puisque le pauvre diable en est mort !

Le grand chirurgien n'était pas d'une humeur joviale.

Il fut outré de ce calembourg et interrompit sa démonstration pour s'écrier d'une voix terrible :

— Monsieur, il faut opter entre mes leçons ou celles d'Odry !

Plusieurs fois des scènes semblables se renouvelèrent, mais sans amener de rupture complète.

Un sujet plus grave la détermina.

Ce fut à l'occasion de la pince à forceps, inventée par le maître, lorsqu'il créa où s'imagina créer l'opération de l'entéro-tomie.

Dupuytren voulut connaître les travaux de ses devanciers sur la matière. Il chargea, dans ce but, Philippe Ricord d'analyser ceux du docteur américain Physick, qui s'en était occupé spécialement et dont les expériences avaient obtenu du succès.

Notre interne, mauvais courtisan, prit

pour épigraphe de son travail ces mots
d'un ancien :

Amicus Plato, sed magis amica veritas.

Puis il établit sans réplique possible que
l'idée qui avait conduit son maître à l'en-
térotomie appartenait au médecin de Philadelphie et que Dupuytren ne pouvait par
conséquent en réclamer la priorité.

Cette conclusion victorieuse fut extrê-
mement désagréable au prince de la
science.

Il eut avec son élève une discussion
assez vive à la suite de laquelle ils se sépa-
rèrent pour toujours.

Philippe Ricord entra peu de temps

après à la Pitié dans le service de Béclard, docteur célèbre par son application de l'anatomie à la chirurgie. Béclard mourut peu de temps après et laissa la place libre à Lisfranc, dont voici une silhouette tracée de main de maître.

Nous l'empruntons à la plume du docteur Félix Roubaud.

« Malgré la rudesse de ses manières, la vivacité de ses paroles et les emportements de son esprit, Lisfranc unissait à un caractère de franchise et de loyauté que n'ont pu contester ses ennemis le cœur le plus compatissant et le plus généreux. Il était, sous ce rapport, le type du soldat français; il en avait conservé les formes dans son *Manuel opératoire*, et je le vois

encore devant la jeune génération médicale, commandant une opération comme
on commande l'exercice, la divisant en
temps et en mouvements tout à fait mili-
taires, c'est-à-dire tout à fait exacts, et
électrisant avec ces habitudes toutes nouvelles les nombreux étudiants qui suivaient
sa clinique. »

Ricord, séduit par la précision des mé-
thodes opératoires de son nouveau maître,
sympathisait avec ce bourru bienfaisant.

Sa rancune contre Dupuytren doublait
pour ainsi dire cette sympathie.

Lisfranc ne désignait jamais le chirurgien en chef de l'Hôtel-Dieu que par cette
qualification pittoresque : *le grand bou-*

cher du bord de l'eau, et Philippe la ré-
pétait après lui plutôt dix fois qu'une.

- Il s'attacha de cœur et d'âme à l'illustre
opérateur de la Pitié, prôna son système,
adopta tous ses principes et devint son pro-
secteur.

Ce fut sous sa direction qu'il termina le
temps de son internat.

Après s'être distingué dans un nouveau
concours pour les prix de l'Ecole [1], il fut
reçu docteur en médecine le 5 juin 1826.

Mais alors reparut la détresse financière.

1. Il avait obtenu deux autres nominations à
l'École pratique.

Comme la plupart des débutants, il manquait tout à fait de clientèle. Aux prises avec le besoin et n'ayant pas même la possibilité de vivre à Paris, il alla demeurer à Saint-Martin-d'Olivet, petite ville de trois mille âmes située à une lieue d'Orléans.

Sa retraite en province n'était que le résultat d'une impérieuse nécessité. L'année suivante il revint concourir à Paris pour une place de chirurgien dans les hôpitaux.

Mais il échoua.

Le découragement s'empara de son esprit. Pour la première fois il douta de son avenir et n'eut plus de confiance en sa destinée.

Quittant de nouveau la capitale, où la fortune se montrait pour lui si rétive, il alla s'établir à Crouy-sur-Ourcq, près de Meaux, décidé à ensevelir ses beaux rêves de gloire dans l'existence monotone et pleine de fatigues du médecin de campagne.

En très-peu de temps sa clientèle fut nombreuse, et son cœur se rouvrit à l'espérance.

La misère a des découragements qui brisent les facultés les plus nobles; mais le succès retrempe l'âme et lui donne une vitalité nouvelle.

Dans la position presque brillante qu'il s'était faite à Crouy-sur-Ourcq, Philippe Ricord oublia son premier échec et n'as-

pira qu'à l'occasion de prendre une re-
vanche éclatante.

Cette occasion ne se fit pas attendre.

Un concours fut ouvert pour le bureau
central.

Notre docteur campagnard accourut
une seconde fois à Paris et se fit inscrire.

L'événement prouva qu'il n'y avait aucune présomption dans sa persévérance,
puisqu'il obtint la première place sur de
nombreux concurrents, parmi lesquels
figuraient MM. Laugier, Bérard, Guer-
sault fils, Philippe Boyer et vingt autres.

C'était un premier pas vers la fortune,
mais ce n'était pas la fortune elle-même.

Le succès définitif se fit attendre jusqu'en 1831.

Jusque-là notre héros vécut à Paris tant bien que mal des revenus d'une clientèle restreinte et du produit d'un cours payant sur la chirurgie, qu'il faisait à la Pitié.

Enfin la mort du docteur Brard rendit vacante une place de chirurgien à l'hôpital du Midi.

Par un de ces hasards providentiels qui semblent réservés aux intelligences d'élite, Ricord, sans démarche préalable et sans recommandation d'aucune sorte, fut désigné pour la remplir.

Un horizon immense se déroula tout à coup devant son esprit investigateur.

La maladie au traitement de laquelle est exclusivement consacré cet hôpital est un fléau d'origine mystérieuse qui, depuis trois cents ans, n'a cessé de ronger les flancs de l'humanité.

Apparue au siècle des grandes découvertes qui changèrent la face du monde, au siècle inventeur de la boussole, de la poudre à canon, de l'imprimerie ; au siècle qui a deviné l'Amérique et qui est allé la chercher intrépidement par delà l'immensité des mers, on dirait que, renouvelant le vieux mythe de Prométhée, cette maladie terrible fut l'insatiable vautour qui fondit sur l'homme pour le punir d'a-

voir arraché au ciel ses plus vifs rayons,
ses plus merveilleux secrets.

Longtemps regardée comme incurable
et comme une des causes principales de
la dégradation, non-seulement de l'indi-
vidu mais encore de l'espèce, la syphilis
causait de si épouvantables ravages, que,
sans remonter trop haut dans notre histoire, nous trouvons inscrits à son chapitre les actes de décès de François Ier et de
Louis XV.

Elle resta jusqu'à Philippe Ricord une
des branches les plus confuses de l'arbre
nosologique.

Les anciennes doctrines en avaient fait
un inextricable chaos.

Broussais persista jusqu'au bout à n'y voir que le produit d'une inflammation normale; il prétendait guérir par de simples applications de sangsues les personnes qui en étaient atteintes.

Evidemment tous les esprits sages n'étaient pas tombés dans les erreurs de l'école physiologique; mais les dogmes de cette école avaient eu un retentissement prodigieux dans le monde savant.

Ricord, étudiant les auteurs qui s'étaient occupés de cette maladie, et frappé de leurs dissidences sans nombre autant que de l'impuissance de leurs doctrines à éclaircir les obscurités, résolut de tout soumettre à une observation nouvelle.

Un vaste champ s'offrait à ses recherches.

L'hôpital du Midi renfermait alors le
cadre complet de la pathologie syphili-
litique : les hommes, les femmes, les enfants et les nourrices s'y trouvaient à la
fois réunis.

Notre docteur se mit à l'œuvre.

Il recueillit des milliers de faits; il les
examina sous toutes leurs faces, les rap-
procha les uns des autres et les soumit à
l'examen le plus attentif, à la comparai-
son la plus scrupuleuse.

Au bout de cinq ou six années de ce
patient travail, on vit s'élever, à la grande
surprise de la Faculté de médecine, un

édifice entier, complet de la base au cou-
ronnement ; un admirable système, à l'aide
duquel il était facile de remonter à la
source de la vérité, tout en harmonisant
les disparates qui semblaient les plus cho-
quantes.

Nous n'avons pas à exposer ici la doctrine de Ricord.

Afin de rester dans notre compétence,
bornons-nous à dire qu'il a rendu un service énorme à l'art médical et à l'humanité, en prouvant d'une manière irréfra-
gable par l'inoculation, système emprunté
du chirurgien anglais Hunter, l'existence
du virus syphilitique.

Quelques personnes ont blâmé le savant
scrutateur de ses moyens d'investigation.

Sans doute elles ignorent que, ne s'écar-
tant jamais des lois de la prudence, il n'a
inoculé le virus qu'à des individus déjà
malades, et dans le but de rendre patent
le caractère de leur affection.

La seule personne en bonne santé à laquelle Ricord, entraîné par l'amour de la
science, ait communiqué ce mal effrayant,
c'est sa propre personne.

Des accidents assez sérieux furent le résultat de ce dévouement plein d'héroïsme.

On doit encore à l'homme illustre dont
nous racontons la vie d'avoir généralisé,
pour le diagnostic des affections spéciales
soumises à son étude, l'emploi du *specu-
lum*, que Récamier avait si heureusement
exhumé du vieil arsenal de la chirurgie.

Philippe Ricord introduisit un des premiers en France l'iodure de potassium qui
exerce une action toute-puissante sur les
hideux accidents tertiaires de la syphilis
et un effet non moins énergique dans une
infinité d'autres maladies.

Il n'aurait fait qu'enrichir la thérapeu-
tique de ce médicament, qu'il aurait mérité la reconnaissance éternelle de son
pays et de l'humanité tout entière.

Tout réformateur a des partisans qui le
portent aux nues et des antagonistes qui le
dénigrent. Beaucoup de nullités n'arri-
vent, d'ailleurs, à obtenir un certain reflet
qu'en s'attaquant à des maîtres connus :
système absurde de sottise et d'orgueil

qui consiste à prendre le contrepied
d'une doctrine et à la combattre, quand
même et toujours, par le paradoxe et la
mauvaise foi.

Lorsque le docteur rencontrait des ennemis de ce genre, il disait :

« — De cela je ne suis ni étonné ni in-
digné. J'y trouve au contraire une excita-
tion nouvelle pour continuer mon œuvre ;
et, loin de me plaindre de mes adversaires,
je les remercierais plutôt de ne pas laisser
s'allanguir mon zèle en le tenant en éveil. »

Ricord a publié nombre d'ouvrages du
plus grand mérite, sans compter une mul-
titude d'articles insérés dans les journaux
de science et beaucoup d'écrits dont s'enri-

chissent les *mémoires de l'Académie de Médecine.*

En 1836, son traité sur l'emploi de la pommade mercurielle dans le traitement des érésypèles obtint de l'Institut une mention honorable, et, deux ans plus tard, le *Traité pratique des maladies vénériennes* mérita une médaille d'or au concours des prix de l'Académie des sciences [1].

Mais, chose bizarre et qui ajoute un chapitre de plus au grand livre des contradictions humaines, un des principaux antagonistes du savant chirurgien a obtenu tout récemment de la même académie une récompense analogue pour avoir dit pré-

1. Prix Monthyon.

cisément le contraire et pour avoir tenté
de démolir les doctrines du chirurgien de
l'hôpital du Midi.

Tirez-vous de là, messieurs les acadé-
miciens !

Ricord fit ensuite paraître, sous le titre
de *Clinique iconographique de l'hôpital
des vénériens de Paris*, un splendide ou-
vrage, où se trouvent représentés avec une
fidélité tout à la fois merveilleuse et repous-
sante les phénomènes variés de l'hydre
syphilitique.

Orfila voulut enrichir le musée Dupuytren de toutes ces observations modelées
par le docteur Thibert.

Au sujet de ce livre, Philippe Ricord raconte lui-même l'anecdote suivante.

Il crut utile, avant de commencer l'atlas, d'aller prendre l'avis d'une de nos anciennes célébrités chirurgicales.

— Gardez-vous, lui dit ce maître, d'ajouter de nouvelles images à celles qui encombrent déjà la science, car le plus souvent elles ne font que la défigurer.

Philippe s'inclinait à demi convaincu.

Mais, dans le cours de la conversation, le vieux praticien, si contraire à toute représentation matérielle des faits anatomiques ou chirurgicaux, voulant mieux faire

comprendre à son interlocuteur la nature de certains cas exceptionnels dont
il avait donné l'histoire, oublia ce qu'il
venait de dire et montra les planches ac-
compagnant son travail.

Ces images, bien que médiocrement
exécutées, servirent beaucoup mieux le
chirurgien de l'hôpital du Midi que les
savantes descriptions qu'il venait d'entendre.

— Je sortis de chez M. X.... ajoute
Ricord, avec la persuasion que ce qui pé-
nètre dans l'intelligence par plusieurs sens
à la fois s'y grave toujours d'une manière
plus profonde.

Nous devons son bel atlas syphiliogra-
phique à cette conviction parfaitement ju-
dicieuse.

En 1844, notre héros fut élu membre de
l'Académie de médecine [1].

Tous les hommes qui s'occupent de
science ont pu lire dans l'*Union médicale*
ces fameuses *Lettres sur la syphilis*, écrites
par le docteur en réponse aux principales objections formulées contre sa doctrine. Elle a rencontré de nombreux adversaires, en ces derniers temps surtout,
parmi les académies et les sociétés savantes.

Dieu a voulu, d'ailleurs, que tout en ce

1. Section de médecine opératoire.

monde fût un sujet de querelles et de dis-
cussions : *Tradidit mundum disputationi-
bus eorum.*

Philippe Ricord a aussi produit plusieurs travaux excellents en dehors de sa
spécialité médicale [1].

Mais il est temps de le voir à l'œuvre.
Entrons à l'hôpital du Midi.

Là, d'horribles tableaux vont effrayer
vos regards.

1. Il suffit de mentionner sa nouvelle méthode
pour la cure du varicocèle et l'ingénieuse opération
de l'urétro-plastie, solennellement récompensée par
l'Institut, et qu'il a le premier pratiquée.

Ayez néanmoins assez de force pour
dompter votre répugnance. Mêlez-vous à
la foule des auditeurs, examinez tout et
voyez tout.

Cet homme à la taille élancée, qui tantôt se penche au chevet des malades et
tantôt se relève pour discourir et donner
des explications aux nombreux élèves qui
l'écoutent avec une profonde et respec-
tueuse attention, c'est le chirurgien en
chef, c'est Ricord.

A quels malades vient-il prodiguer ses
soins, et quel spectacle chaque jour se dé-
roule sous ses yeux !

L'un porte sur la face un ulcère

immonde; l'autre a la poitrine brûlante,
la voix rauque et l'haleine fétide; un troi-
sième découvre ses jambes et fait voir de
monstrueux exostoses.

Mais toutes ces infortunées victimes
des passions brutales de la chair n'ont plus
à essuyer comme autrefois les rebuts, le
dégoût, les traitemént barbares [1]. Elles
bénissent la main qui les soulage et le
joyeux docteur qui relève leur moral par
de continuelles et piquantes saillies.

Quelques âmes chagrines reprochent à

---

[1]. Ce fut Michel Cullerier qui arracha les syphili-
tiques aux cellules empestées de Bicêtre, où l'on
n'avait d'autre moyen que le fouet pour arrêter la
propagation du mal.

Ricord de rire en présence du fléau qu'il
combat.

Et pourquoi n'apporterait-il pas la gaîté
au lit du malade?

Veut-on qu'il cherche à attrister encore
des misérables que la nature même de
leur mal dispose à l'hypocondrie? Notre
docteur plaisante ; il raille parfois, mais
on n'entend jamais sortir de ses lèvres un
mot cruel.

Ce n'est pas lui qui répondrait, comme
Dubois, à un malade gémissant d'avance
sur une amputation déclarée indispensable
par le médecin de sa localité :

— Monsieur, celui vous a dit qu'il fallait couper votre bras est un âne. Votre bras tombera bien tout seul.

Agé de plus d'un siècle, le quatrain de Boufflers à Portal se rajeunit quand on l'applique à Ricord :

> La malice qui rit sous cape
> En fait le plus gai des docteurs.
> On trouve en lui le serpent sous les fleurs;
> Mais c'est le serpent d'Esculape.

Arrêtons-nous un instant aux consultations que donne Ricord après sa visite.

Une foule impatiente se presse dans la salle, et un invalide est chargé d'y maintenir l'ordre. Au signal donné par le vieux brave, cette foule se précipite sur la barrière qui s'élève entre elle et Ricord.

Celui-ci s'approche, entouré de ses élèves.

Il examine, dicte des ordonnances, fait entrer à l'hospice les plus malades et donne à tous, avec des moyens assurés de guérison, le conseil d'être à l'avenir plus prudents et plus sages.

En quittant cette sorte de lazaret, ou plutôt de léproserie, nous entrons à l'amphithéâtre [1].

1. Ricord débuta par établir à l'hôpital du Midi un cours public de clinique spéciale. Reconnaissant les services rendus à l'enseignement par le nouveau professeur, l'administration des hôpitaux voulut se joindre à lui dans une œuvre aussi utile, et décréta l'établissement d'un amphithéâtre, dans lequel Ricord fait, pendant toute l'année scholaire, son cours de pathologie spéciale.

Là notre professeur, au milieu de deux ou trois cents élèves silencieux et attentifs, prend la parole et s'exprime tour à tour en français, en anglais, en espagnol et en italien, à cause de la grande quantité d'étrangers qui suivent ses cours. Il parle ces quatre langues avec une facilité merveilleuse.

Des grands idiomes européens, l'idiome germanique est le seul qui ne lui soit pas familier,

— Mon cher Ricord, lui disait un jour un spirituel confrère prussien, qui habite Paris, savez-vous que je remercie Dieu matin et soir de m'avoir fait naître allemand?

— Pourquoi cela? répondit le docteur.

Je rends justice comme tout autre à la sa-
vante Allemagne ; mais je vous fais obser-
ver que je ne comprends pas trop vos actions
de grâce. Vous auriez autant de raison de
vous féliciter, si vous étiez né en France,
en Angleterre ou en Amérique.

— Vous n'y êtes pas, reprit l'autre. Si
je m'applaudis d'être né outre-Rhin, c'est
que, parlant l'allemand comme langue ma-
ternelle, je n'ai pas besoin de l'apprendre.

La raison parut excellente à Ricord.

Il n'a jamais su cette langue admirable ;
mais il en comprend toutes les difficultés.

Revenons à son cours.

Aucun professeur moderne, on peut le dire sans craindre un démenti, ne démontre et n'explique avec plus d'ordre, avec plus de méthode. Il y a dans sa logique une netteté parfaite. Sa diction sans recherche, sans apprêt, toujours vive et spirituelle, frappe l'attention de ses auditeurs et les entraîne, parce qu'il est rare qu'on ne soit pas éloquent, lorsqu'on veut rendre sensible et évidente une vérité dont on est convaincu.

Ricord est, depuis tantôt vingt-cinq ans, ce qu'était autrefois Cullerier, l'oncle.

Il est le confident et le consolateur des gens qui ont à se plaindre de Vénus, comme on dirait en style du premier empire. Son nom reste gravé comme un

avis salutaire dans l'esprit des fils d'Épi-
cure.

Au souvenir du célèbre chirurgien, plus
d'un s'est arrêté au bord du précipice.

Qui pourrait dire les nombreux secrets
enfouis dans le cabinet de notre docteur?
Combien de mystères il pourrait dévoiler!
Plus d'une fois l'humble artisan et l'or-
gueilleux aristocrate s'y sont trouvés réunis
pour la même cause.

Le sourire vient aux lèvres, quand on
songe aux pages désopilantes que pourrait
feuilleter le public, si l'on s'avisait de
raconter quelque jour les rencontres inat-
tendues d'ennemis politiques ou littéraires,
dans ce salon où il est impossible de cacher
le motif de sa présence.

Heureusement tout ces Jérémie, qui viennent pleurer autre chose que les malheurs de Jérusalem, sont assurés du silence de l'homme et du médecin.

Quelle existence que celle de Ricord!

Elle est véritablement effrayante; mais il l'accepte avec joie, en raison du bien qu'il peut faire.

Il est, du reste, en possession de la plus nombreuse et de la plus riche clientèle de Paris. A côté de sa spécialité et malgré sa spécialité, c'est un des médecins consultants les plus courus.

On le trouve, sur ce pied, l'égal des

Trousseau, des Malgaigne, des Rayer, des Velpeau et des Nélaton. Son diagnostic est d'une précision merveilleuse et, pour la manœuvre chirurgicale, il a vraiment une main de fée.

Laissons un peu ses talents et parlons des qualités de son cœur.

Ricord partage le sentiment de Marivaux : il pense qu'il faut être trop bon pour l'être assez.

Bien souvent il arrive qu'un malheureux est dans l'impossibilité d'acquitter les soins qu'il lui donne; mais il n'est point abandonné pour cela de l'excellent docteur, qui n'a jamais rien voulu recevoir des étu-

diants, des hommes de lettres, des artistes
pauvres. Sa délicatesse et sa générosité
sont sans bornes.

Le chirurgien de l'hôpital du Midi est
décoré de douze ordres.

Sa boutonnière porte la rosette d'officier
de la Légion d'honneur. Il est grand officier
d'Isabelle-la-Catholique; commandeur de
Sainte Anne de Russie, de Saints Maurice
et Lazare de Sardaigne, de Frédéric de
Wurtemberg, du Christ de Portugal, du
Nitcham de Turquie; officier du Sauveur
de Grèce et de Charles III d'Espagne; che-
valier des ordres de Wasa de Suède, de la
couronne de chène de Hollande et de Léo-
pold de Belgique,

Il a reçu dans sa vie beaucoup d'honneurs et de distinctions mérités.

L'Académie de médecine, la Société de
chirurgie, toutes les sociétés savantes de
France et de l'Europe s'enorgueillissent de
l'avoir pour membre et le placent au premier rang parmi elles.

Mais de tous ces témoignages glorieux
accordés à son mérite, celui auquel il a
été le plus sensible a été une petite ovation
de famille, aussi simple que touchante,
que lui ont faite, le 30 avril dernier, veille
de la Saint-Philippe, ses élèves d'autrefois
et ses élèves d'aujourd'hui.

Chaque année, à cette époque, il ouvre
son cours de clinique, et chaque année

c'est la même affluence d'élèves, de médecins, de savants, accourus pour l'entendre du fond de nos provinces lointaines
et des pays étrangers.

Tous ceux qui, depuis un quart de
siècle, ont passé par cette clinique féconde
de l'hôpital du Midi, s'étaient donnés ren-
dez-vous, ce jour-là, dans l'amphithéâtre.

Quand Ricord fut assis à sa place accou-
tumée, M. le docteur Diday de Lyon, une
des gloires de la chirurgie de province,
prit la parole.

« — Cher maître, dit-il, vous vous de-
mandez, je le vois, quel motif réunit autour
de vous cette affluence sympathique. Et
nous-mêmes à bien plus forte raison nous

demandons-nous comment nous avons pu
rester aussi longtemps sans profiter d'une
époque, d'une date si chère à nos cœurs,
pour nous serrer, comme des enfants au
jour de sa fête, près de notre père scientifique.

« Tel est aujourd'hui le motif qui nous
rassemble dans une pensée commune d'admiration et de reconnaissance.

« Afin que l'emblème de ces sentiments
ait une durée égale à la leur, nous l'avons
fait graver sur le métal impérissable.

« Cher maître, vous avez bien mérité de
la science et de l'humanité! »

En même temps, M. Diday offrit au doc-

teur une magnifique médaille d'or, du
plus grand module, portant l'inscription
suivante :

*« Au nom de la science et de l'humanité
reconnaissantes, à PHILIPPE RICORD, ses
élèves et ses amis. »*

Profondément touché, le maître em-
brassa l'auteur de la harangue et tous ses
anciens élèves. Après s'être recueilli quelques instants, il leur adressa cette digne
et modeste réponse :

« Messieurs et chers élèves, ai-je bien
mérité une aussi grande, une aussi flat-
teuse récompense? Ai-je assez bien em-
ployé les vingt-cinq années que j'ai pas-
sées dans cet hôpital; ai-je assez fait pour

la science, pour l'enseignement, et dois-je accepter un aussi glorieux témoignage de votre gratitude?

« Cependant, si vous voulez récompenser l'assiduité au travail, la persévérance dans les recherches, j'accepte.

« Si vous croyez qu'il suffise dans la vie d'un homme d'avoir mis quelques vérités en lumière, formulé quelques préceptes utiles, ouvert quelques routes nouvelles, sans exiger qu'il ne se soit jamais trompé de chemin, j'accepte.

« Si vous m'accordez d'avoir eu du courage dans les luttes que j'ai soutenues, et d'avoir été assez heureux pour donner une impulsion nouvelle aux études syphilio-

graphiques, un moment agitées par Broussais, mais sur le point de retomber dans
le calme et la confusion ; si vous me per-
mettez surtout de m'approprier les hommes qui sont sortis de cette école, MM. Diday, Bassereau ; Clerc, Vanot, Melchior
Robert, Acton, de Méric et tant d'autres
que je pourrais citer, et qui, passés maîtres, font à leur tour marcher la science,
j'accepte.

« Enfin, si vous me dites, messieurs et
chers élèves, que vous avez toujours été
convaincus de ma bonne foi, de mon désir
de vous instruire et de vous être utile,
j'accepte cette médaille avec bonheur et
avec orgueil, car elle sera commémora-
tive d'un des jours les plus beaux de ma
vie; »

On peut dire que l'humanité tout entière s'est associée de cœur et de reconnaissance aux élèves de Ricord, le jour où l'on apprit qu'il avait reçu l'hommage de cette médaille.

Il faudrait écrire cent volumes si l'on avait à dresser la liste des personnes que le savant chirurgien a sauvées du désespoir, et auxquelles il a rendu la santé et souvent l'honneur.

Aussi jouit-il d'une énorme popularité, qui l'expose, principalement lorsqu'il voyage, à des tribulations du genre de celles que raconte, dans l'*Union médicale*, le docteur Amédée Latour.

Il y a trois ans, Philippe Ricord eut la fantaisie d'aller visiter Bruxelles.

On était prévenu de son arrivée.

Une foule de médecins et d'élèves belges
lui font accueil à la descente du wagon,
l'entourent, le complimentent et se pren-
nent à crier d'un accord unanime :

« — A l'hôpital! à l'hopital! »

Une voiture est prête. On y pousse notre
chirurgien; le cocher fouette les chevaux
et l'on arrive à l'hôpital Saint-Pierre.

Là, on ne fait pas grâce d'un seul malade à Ricord; on le met aux prises avec
les plus graves difficultés de la clinique. Il
faut qu'à la première vue, diagnostic, pro-
nostic, traitement, tout soit indiqué, donné, désigné par le maître, et cela devant

les yeux curieux, les esprits attentifs, les
célébrités médicales jalouses et désirant le
prendre en défaut.

Cette longue séance finie, Ricord se croit
quitte; mais la même foule impitoyable
entonne un autre refrain :

« — A l'amphithéàtre! à l'amphithéàtre! »

Et le flot tumultueux emporte Ricord
dans une salle immense regorgeant d'auditeurs.

« — Exposez-nous votre doctrine! lui
crie-t-on. »

Dans l'espace de soixante à quatre-vingts

minutes, il faut qu'il concentre et qu'il résume vingt-cinq ans de travaux, d'observations et d'expériences. Il s'en acquitte avec un talent si merveilleux et une éloquence si pleine de verve qu'il s'attire à l'instant même une tribulation d'un autre genre.

« — Au banquet! crie la foule, au banquet! »

C'est à peine si on lui laisse le temps de rentrer à son hôtel pour changer son costume de voyageur contre des habits convenables à une pareille fête.

Il est enlevé par la horde fanatique et porté en triomphe à la salle du festin.

Pour lui les mets les plus recherchés,

les vins les plus exquis, les tóasts les plus
chaleureux. Infortuné Ricord !

Evidemment le docteur Amédée Latour
apporte un brin de malignité dans sa nar-
ration.

De la manière dont il présente les choses,
on peut conclure que notre chirurgien
prend à ces triomphes un secret plaisir,
tout en ayant l'air d'en éprouver de l'en-
nui.

C'est possible.

De petites faiblesses vont bien à un
grand caractère, et cela fait ombre au ta-
bleau.

L'année suivante, Ricord se rend à Lyon.

Tout à coup, au moment où il flâne en vrai parisien sur la place Bellecour, il est reconnu par un de ses bons amis (les amis n'en font jamais d'autres) qui rassemble en un clin d'œil autour du célèbre docteur les médecins et les élèves de la faculté lyonnaise.

On le conduit à l'Antiquaille, où il fait les frais d'une longue exhibition clinique; on l'entraîne à l'amphithéâtre, où il se livre à une splendide exposition doctrinale. Bref, la scène se termine par un gala monstre, absolument comme en Belgique. Infortuné Ricord!

Mais ce n'est pas tout.

Aux vacances de 1856, il part sans rien dire à personne, et le rail-way le conduit à Bordeaux. Il descend chez un vieux camarade et lui demande l'hospitalité la plus secrète.

Le traître la promet.

Hélas! trouvez donc moyen de brider une langue gasconne.

Au réveil de son hôte, les Esculapes girondins envahissent le domicile. Vite à l'hôpital! vite à l'amphithéâtre! et vite.... ah! ma foi vous devinez où!

Chaque médecin du terroir a tenu à honneur d'apporter ses meilleurs flacons de sève de Médoc, et les Laffitte, les Margaux, les Laroze, les Ludon, captifs depuis un quart de siècle dans leur cachot de verre, infligent à notre homme le supplice de leur bouquet délicieux.

Infortuné Ricord !

Enfin, au mois de septembre dernier, ce pauvre docteur eut à subir deux autres vexations absolument identiques.

Un vapeur le conduit à Marseille, et ses confrères phocéens le réclament, s'emparent de lui et se livrent aux mêmes démonstrations que ses confrères de Bruxelles, de Lyon et de Bordeaux, sans parler d'un discours dont le docteur Sauvet eut la cruauté d'affliger ses oreilles, et que le

Sémaphore, ô comble d'infortune! re-
produisit dans son numéro du lendemain.

Voici le discours :

« On vient de vous rappeler, messieurs,
les titres scientifiques de l'illustre professeur que nous avons la gloire d'accueillir
aujourd'hui parmi nous. Les applaudissements prolongés qu'à l'Hôtel-Dieu, ce matin, vous avez fait entendre, prouvent à la
fois votre admiration pour son talent et
votre sympathie pour sa personne. Nous
sommes encore sous le charme de cette im-
provisation, de cette élocution facile, gra-
cieuse, qui fait une belle leçon scientifique
d'une douce, affectueuse et spirituelle cau-
serie. Mais, si cette voix aimée va droit à

l'âme, en passant par l'intelligence qu'elle
éclaire, c'est que notre savant maître
réunit en sa personne un bon cœur et une
grande érudition. Chez lui l'expérience
n'a pas émoussé la sensibilité. On dirait
que l'âge a développé ce besoin d'aimer
qui fait le fond de son heureux caractère.
Ses malades, ses élèves deviennent ses
amis, et je n'en veux d'autre preuve que
cette fête de la Saint-Philippe, célébrée,
cette année, à Paris avec tant d'éclat,
dans son hôpital par ses anciens disci-
ples ! »

La dernière épreuve de ce genre qu'eut
à subir Philippe Ricord se passa à Meaux,
où l'association médicale de l'arrondisse-
ment fêtait la Saint-Côme.

Au nombre des médecins de Paris, venus pour prendre part à cette fête, se trouvaient le docteur Voillemier, chirurgien de l'hôpital de Lariboissière, ce malin conteur d'Amédée Latour et Michéa, qui sait merveilleusement guérir une maladie réputée longtemps incurable, l'épilepsie.

En contemplant cette cargaison de célébrités médicales, Ricord, toujours ami du calembour, s'écria :

— Peuple de Meaux, tous les tiens vont finir !

Cette fois il échappa, grâce au ciel, à la visite à l'hôpital et à la fatigante dissertation de l'amphithéâtre; mais il ne put

échapper ni au banquet, ni aux rimes de
circonstance chantées au dessert.

> Puisque les bons Capucins,
> Jadis sans scrupules
> Ont aux lubriques humains
> Cédé leurs cellules,
> Messieurs, quel louable effort
> A fait l'aimable Ricord,
> En quittant Paris,
> Ce vrai paradis,
> Son salon
> De Tournon
> (Qui jamais ne chôme)
> Pour fêter Saint-Côme!

Allons, docteur, voici la fin de nos anecdotes. Ne vous fâchez pas si nous vous ac-
cusons d'un peu de gloriole.

Vous auriez une biographie trop parfaite, et nous vous connaissons un voisin, rue de Vaugirard, qui en serait jaloux.

A Paris, il ne manque pas de salons où on fait de la musique, et quelle musique, grand Dieu !

Le piano devient de plus en plus chaque jour une calamité sociale, et l'on cherche pourquoi les hommes se réfugient dans les cercles et dans les estaminets.

Parbleu ! c'est pour échapper aux doubles croches de ces dames et aux romances de M. Paul Henrion !

Que celui-ci veuille bien ne point s'offusquer de la phrase : nous voulons dire que ses œuvres sont mal chantées.

Tous les salons néanmoins ne se rendent pas coupables du charivari discordant et pénible pour l'oreille dont nous faisons la critique. Il y a des salons privilégiés où la mélodie se console et trouve refuge.

Les salons de Ricord sont du nombre.

On peut dire que le célèbre docteur tient le premier rang parmi les amateurs de musique italienne. Ce fut à l'une de ses fastueuses soirées qu'on exécuta pour la première fois en France le *Stabat* de Rossini.

A cette époque, les hôtes les plus assidus de ses fêtes étaient Rubini, Tamburini, Lablache, Grisi, Ronconi et tout le

reste du glorieux personnel des Bouf-
fes.

Ricord fait les honneurs de sa maison
avec une grâce exquise. Des pieds à la
tête il est homme du monde.

On a dit qu'il était joueur. C'est une ca-
lomnie gratuite.

Il ne joue qu'aux échecs.

Son neveu, le docteur Calvo, médecin
de l'Opéra et de toute la jeune littérature
dramatique, a essayé dernièrement de lui
apprendre à tailler un baccarat; mais il a
dû y renoncer, vu l'inaptitude entière du
sujet.

Croyez, après cela, aux propos des mé-
chantes langues!

Philippe Ricord est d'une sobriété fabu-
leuse.

A la maison de santé du docteur Faul-
trier, à laquelle il se voue spécialement,
jamais on n'a pu lui faire accepter à dé-
jeuner autre chose qu'un biscuit et un
petit verre de Bordeaux.

Parfois il assiste à quelques soirées mu-
sicales de la maison.

Là il se trouve, aux bougies, avec les
gens qui, le matin même, ont eu recours
à sa science; mais il a le tact et le bon goût

de ne leur parler que littérature, mode ou
beaux-arts.

Nous devons renoncer à reproduire dans
ce petit livre tous les mots spirituels,
toutes les saillies fines et mordantes que
Philippe Ricord sème à profusion dans
l'entretien.

Quelques anecdotes seulement au pas-
sage.

Un jour on s'entretenait devant lui d'un
confrère célèbre... à la quatrième page
des feuilles périodiques. On devine le docteur Giraudeau de Saint-Gervais.

— Est-il vraiment gentilhomme, disait

l'un, et sa particule est-elle bien authentique ?

— C'est le fils d'un meunier du bourg de Saint-Gervais, près Châtellerault, répondait un autre.

— Qu'en pensez-vous, mon cher Ricord, dit le maître de la maison : les Giraudeau appartiennent-ils à la noblesse ?

— Oui, certainement, monsieur le comte, à la noblesse de *rob*, répliqua le chirurgien.

Philippe Ricord ne ménage pas les charlatans.

Vers la fin de la dernière épidémie cholérique, il rencontre le docteur X...., chef de certain établissement médical soutenu par la seule force de l'annonce, un puffiste à rendre des points à Charles Albert lui-même.

— Eh bien, lui dit cet industriel, comment va le choléra aux Capucins?

— Mais il disparaît tous les jours.

— Allons donc! Il est en recrudescence chez moi!

— Oh! cela n'a rien qui doive vous surprendre, dit Ricord : ce farceur-là, pour nous faire pièce, se retire dans les maisons de santé!

Voici une autre histoire dont ce volume

n'a pas la primeur, car elle a été racontée jadis par notre camarade Edouard Henri, dans feu les *Contemporains*, ce pauvre journal qu'il a plu à dame Thémis d'expédier dans l'autre monde.

Ceux de nos lecteurs qui connaissent déjà cette anecdote seront peut-être de l'avis du *Bis repetita placent*.

Donc, c'était en 1848, à un bal masqué chez le docteur Ségalas.

Ricord s'y présenta, déguisé en dieu Pan; allégorie un peu risquée dans une maison décente; mais que le carnaval, qui envahissait tout alors, même la politique, rendait excusable.

Un autre personnage, oublieux de la

recommandation formelle, soulignée au bas de la missive, et qui enjoignait aux invités de se travestir, arriva tout simplement en habit noir.

C'était M. Crémieux, alors ministre de la justice.

On l'arrête au seuil de la porte, et le docteur Ségalas qui survint lui dit en riant :

— Qué voulez-vous ? c'est la consigne, *excellence !* Il faut vous costumer.

— Rien de plus facile, dit maître Crémieux, ôtant son habit et pénétrant dans les salons en bras de chemise.

On le présente, on rit de son étrange

6

costume, et notre avocat ministre rend
quolibet pour quolibet.

Voyant Ricord qui s'approche avec un
sourire moqueur, il le prévient et lui crie :

— Ah! çà, pourquoi diable êtes-vous en
dieu Pan? Je m'attendais à vous voir en
dieu Mercure.

— Et vous, mon cher, ce n'est pas sans
habit que vous devriez être, riposte vive-
ment le docteur, c'est sans culotte!

Mais laissons l'homme du monde et revenons à l'homme de science.

Dans le cours de sa carrière médicale,

Philippe Ricord a accompli des cures vraiment inouïes.

Nous renvoyons à la notice biographique
consacrée à Augustine Brohan, pour ce qui
est de l'histoire du prétendu cancer, de
l'aiguille et de la pelote.

Sans l'habileté du chirurgien, le Théâtre-
Français aurait perdu depuis vingt ans la
reine des soubrettes.

Un jour, Adolphe Adam, vieil ami de
collége de Ricord, lui annonce qu'un des
frères Escudier, atteint d'une congestion
cérébrale, est définitivement condamné
par trois médecins et n'a peut-être pas une
heure à vivre.

Ricord demande sa voiture, accourt chez le malade qu'il trouve à l'agonie, lui applique aussitôt lui-même deux sangsues à chaque artère, en choisissant juste la minute précise où le râle vainqueur allait causer l'étouffement.

Deux jours après, un autre Lazare entrait, pâle encore, mais complétement ressuscité, dans le cabinet du docteur, qui, moins habitué que le Christ aux miracles, ne voulait pas reconnaître son agonisant de la surveille.

Une autre fois, appelé avec Marjolin et quelques autres confrères au chevet d'un vieux général du premier Empire, il les écouta l'un après l'autre diagnostiquer une

carie des os de la jambe et conclure à l'amputation.

— Je ne suis pas de cet avis-là, dit Ricord.

Et s'adressant au malade :

— Voulez-vous, poursuivit-il, conserver
votre jambe?

— Ah! docteur, si je le veux!

— Eh bien, laissez-moi faire. Vous avez
un abcès interne et profond. Je vais le
percer.

Prompt comme l'éclair, il donne un
coup de bistouri vigoureux dans l'épaisseur
de la cuisse. Un flot de sang noir et cor-
rompu jaillit; la tumeur disparaît.

. Mais voici un fait surtout qui prouve le
dévouement de cet homme remarquable et
son héroïsme sans exemple.

Laissons parler l'*Union médicale* [1].

« J.-J. Louassé, âgé de trente-trois ans,
tapissier célibataire, fut reçu, le 5 juin
1849, dans le service de M. Ricord à l'hôpital du Midi, pour une affection syphilitique tertiaire, consistant en tubercules
situés à la partie supérieure et antérieure
de l'épaule gauche et à la partie antérieure
et externe de l'articulation huméro-cubi-
tale.

« A ces accidents, suite d'une infection
remontant à quinze années, et pour la-

1. T. III, N° 82, p. 326.

quelle il n'avait suivi aucun traitement mercuriel, cet homme joignait une extinc tion de voix et une dyspnée extrème.

« M. Ricord qui n'avait rien trouvé d'a-normal dans la poitrine du malade par l'auscultation et la percussion, n'hésita pas à diagnostiquer la présence interne de tubercules analogues à ceux qui étaient situés sur le bras gauche, lesquels, en obstruant le larynx, devenaient un obstacle à la respiration.

« Confiant dans la rapidité avec laquelle le traitement par l'iodure de potassium fait disparaître les accidents tertiaires M. Ricord espéra, en soumettant le malade à cette médication, pouvoir le guérir sans avoir recours à la trachéotomie.

« Mais, le lendemain soir, Louassé fut
pris d'une telle gêne dans le larynx, qu'il
passa la nuit hors de la salle, parcourant
comme un fou les cours et les jardins de
l'établissement.

« A l'heure de la visite, le lendemain,
l'hésitation n'était plus possible : il fallait
de toute nécessité pratiquer la trachéotomie.

« Le malade ne respirait plus qu'avec
peine lorsqu'on le transporta à l'amphithéâtre, et l'opération était à peine com-
mencée, que le docteur crut un instant
n'avoir plus entre les mains qu'un cadavre.

« Nous pensions tous aussi que le malheureux avait rendu l'âme quand tout à
coup M. Ricord, s'élevant à cette hauteur

qui fait de la médecine un sacerdoce,
ouvre vigoureusement quatre anneaux de
la trachée-artère, à partir du cartilage
cricoïde, et, mettant de côté le sentiment
de répugnance que devait lui inspirer un
vésicatoire en suppuration qui recouvrait
la partie opérée, il applique sa bouche sur
l'ouverture artificielle, aspire le sang im-
pur qui obstrue la trachée-artère, et souffle
en place dans les poumons du malade l'air
dont ils manquaient.

Cette manœuvre, répétée à douze ou
quinze reprises différentes, rendit la vie à
un cadavre, aux applaudissements des
nombreux élèves que la clinique de M. Ricord avait attirés ce jour-là. »

Nous croyons qu'il est impossible de

lire de pareilles pages dans l'histoire d'un homme sans éprouver une émotion profonde.

Combien ces actes d'un dévouement sublime honorent et élèvent l'art médical !

Ricord n'appliquait pas ses lèvres courageuses à la blessure d'un prince ; il s'agissait d'un simple ouvrier, d'un homme pauvre, obscur, qui n'avait d'autre titre que le titre sacré de malade.

Les fastes du champ de bataille n'offrent certes pas de plus beaux traits de courage.

Elle est au moins l'égale de tant de bras illustres et invaincus, cette bouche de médecin qui brave d'insurmontables répugnances et aspire la sanie purulente, contagieuse peut-être, où s'éteignait la respiration du malade.

La science et l'amour de l'humanité qui ont fait opérer à Philippe Ricord cette sorte de résurrection merveilleuse participent presque au don de créer, qui n'appartient qu'à Dieu.

FIN.

Paris.—Typographie de Gaittet et Cie, r. Git-le-Cœur, 7.

Mon cher ami,

Vous voulez faire
mon ~~portrait~~ ? Tâchez
~~qu'il soit assez~~
ressemblant, pour
que les experts même
soient forcés de le
reconnaître.

Votre affectionné,

6 Janvier 58

EN VENTE :

Chez GUSTAVE HAVARD, Éditeur,

15, rue Guénégaud, 15.

LA DEUXIÈME ÉDITION DE

LES BALS PUBLICS
A PARIS,
ÉTUDE PARISIENNE
PAR VICTOR ROZIER.

UN FORT VOLUME IN-32.

Prix : 1 franc.

TABLE SOMMAIRE.

LIVRE SECOND.

État moral.

CHAPITRE IV. — ORIGINE DES FEMMES DE BAL.

Paris — Typographie de Gaittet et Cie, rue Git-le-Cœur, 1:

www.ingramcontent.com/pod-product-compliance
Lightning Source LLC
Chambersburg PA
CBHW050602210326
41521CB00008B/1075